健康科普丛书

我们的免疫力

王月丹　荆伟龙　史冬青　编著

中国工人出版社

健康科普丛书

编委会

主　任	刘泽军　刘　娜
副主任	刘秀荣　何　毅
主　编	徐晓莉
副主编	刘赠龙　万国峰
编　委	刘占江　牛国卫　刘华清
	钟　凯　王月丹　段云峰
	秦　桐　王玲玲　荆伟龙
	罗　佳　孟繁强

序

健康是人民享受美好生活的基础。2021 年 3 月 23 日，习近平总书记在福建考察时指出：健康是幸福生活最重要的指标，健康是 1，其他是后面的 0，没有 1，再多的 0 也没有意义。我国已将健康中国建设提升到国家战略地位，制定了《"健康中国 2030"规划纲要》，强调将保障人民健康置于优先发展战略地位，要有效控制影响居民健康的主要危险因素。

近年来，全国各地广泛开展健康城市建设和各项健康促进行动，关注健康、崇尚健康的社会风气正在形成，居民的健康素养水平有了大幅度提升。2020 年我国居民健康素养水平为 23.15%，北京市达到了 36.4%，健康素养水平的大幅提高与大家的共同努力是分不开的。

如何帮助并引导广大群众重视健康、建立健康的生活方式，是健康科普的重要工作。感谢中国工人出版社的信任，将编写健康科普丛书的任务交付北京健康教育协会。协会成立编委会并组织相关领域内专家编写了本套健康科普丛书。

本套丛书以满足广大群众的健康需求为基本原则，从科学性、实用性、可读性出发，图文并茂，活泼生动，一一解答广大群众关切的健康问题，让读者"一看就懂""一学就会""一做就灵"，是一套通俗易懂的健康指导工具书。

丛书在编写过程中得到了众多医学专家和学者的大力支持，在此对他们的付出与奉献表示衷心的感谢。健康科普是一个大主题，不能涵盖所有话题，后续将根据广大群众的健康需求继续丰富相关内容，恳请广大读者提出宝贵的意见和建议。

北京健康教育协会会长

2021 年 4 月

前言

俗话说：天有不测风云，人有旦夕福祸。人的生老病死，在很大程度上是由人体免疫力决定的。您了解自己的免疫力吗？您知道如何来保养和优化自己的免疫力吗？本书会告诉您这一切的答案。

提起免疫力，人们会感到既普通又神秘。说起普通，是因为"免疫力"这个词，我们天天都挂在嘴边，但一旦细说起来，什么才是免疫力健康和具体的标准，又一时难以完全说清楚，这让免疫力充满了神秘感。

本书从人体免疫力的来源和组成等基本免疫学知识讲起，结合日常生活中我们习以为常却往往被忽视的各种免疫现象以及各种免疫相关疾病的发病机制和防治方法，在基础医学、临床医学、预防医学和营养医学等不同的知识维度上，对人体免疫力进行全方位的解读。将免疫学对免疫系统功能的认知，化解为人体免疫力的概念，站在非医学背景的普通百姓角度，介绍生活中免疫现象的过程、免疫相关疾病以及影响免疫力的因素，使大家获得对免疫力正确和科学的知识。在生活中，多做有利于免疫力的行为，少犯破坏免疫力的错误。

人体健康的根本因素在于免疫力，免疫系统的衰老和功能降低，制约了人类寿命的上限。

本书读者对象虽然面向普通大众，但在免疫力日益受到大家关注的新时代，力求在科普性和实用性的基础上，体现一定的知识性和先进性，让大家对于日常生活中的普通免疫现象的认识不再"普通"。人体的免疫力是生命健康的守护神，常常被我们忽略，甚至误伤。希望本书能够帮助大家走出免疫力的认识误区，让免疫力在保护生命健康的同时，也能得到精心的呵护。

《我们的免疫力》就是这样一本通俗易懂、知识性强并具有可操作性的人体免疫力使用与维护手册。

目 录

CONTENTS

Chapter Three   人体免疫力不足是百病之源

Chapter Four   人人拥有健康的免疫力

Chapter One

了解人类的
"主角光环"
——免疫力

1. 解码人体的免疫力

经过长期的进化和社会的发展，人类已经成为当之无愧的地球主宰。然而，我们的地球并不平静，还生活着很多肉眼看不见的敌人——病原微生物。它们虽然体形微小，但数量众多，并非心甘情愿地臣服于人类的"统治"，经常出来给人类捣乱，甚至伤害人类，使人类发生传染病等感染性疾病。而且，人体自己的细胞也要生老病死，有些细胞不时在复制的时候发生信息的偏差，出现基因突变而形成致命的肿瘤细胞。面对这样危险的环境和自身内部的问题，人类能够健康地生活并且创造出辉煌的文

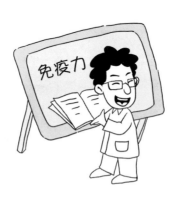

明，这都要归功于人类健康的保护者——免疫力。可以说，免疫力就是保证人类战胜各种疾病而健康生活的"主角光环"！

从字面上讲，免疫力就是机体免疫的能力，即人体抗病的能力。就健康而言，对疾病具有抵抗力，不患病是人们最基本的健康要求。免疫力具有十分丰富的含义，随着生物医学研究和技术发展，其内涵一直在升级和延展。

免疫力就是"抵抗力"吗

了解免疫力之前，需要先明确"免疫"的概念。免疫这个词是一个舶来品，来自拉丁语"immuno"，最早借鉴"免除劳役"之意，后表示免除疫病。在这里，很多人都有一个误区，会把"疫"理解为"疾病"，但从免疫一词本源上讲，此处"疫"是指"疫病"（传染病）。从这个角度上讲，"免疫"并不是"免除疾病"（不生病），而是指使人体不发生传染病的能力，也就是人体抵抗病原体感染的能力，"免疫力就是抵抗力"，大概也是源于这个理解吧。

历史上，曾经爆发的天花、鼠疫、黑死病、霍乱等重大传染性疾病，导致全球范围内人口数量骤减，作为威胁人类生存与社会发展的主要"敌人"，传染病从未在人类的灾难史上"缺席"过。

人类对免疫的认识，是在与传染病斗争中逐渐形成的。我国东汉末年著名医学家张仲景发现"伤寒"（以寒战发热为主要特征的急性传染病，而非伤寒沙门氏菌所致的"伤寒"）是一种瘟疫，具有流行性的特点，但当伤寒流行时，曾患伤寒而痊愈的人，不会再患此种病，或只有症状轻微的伤寒表现。张仲景总结伤寒的发病规律，著成《伤寒杂病论》，是我国医学史上影响最大的古典医著之一，他因此被后人尊称为"医圣"。利用免疫学的原理，我国人民在生活实践中，还创造性地发明了人痘疫苗接种，用于预防天花这种烈性传染病，取得了良好的效果。

免疫学，作为研究机体免疫系统组成和功能的学科，曾一度附属于微生物学并成为其重要的组成部分，直至 20 世纪才逐渐分离出来，形成了一门独立的新学科。

虽然，人体的免疫与对传染病的诊断、治疗和预防等医疗行为密切相关，但在生活中，还存在很多与传染病关系并不十分紧密的免疫现象，例如过敏反应、自身免疫性疾病、恶性肿瘤、免疫缺陷病以及移植排斥等。因此，现代免疫学一般认为，免疫并不仅仅指人体不发生传染病和抵抗病原体入侵的能力，而是一种机体的生命活动形式。机体具有识别自身和外来物质的能力，对自身物质产生耐受，对外来物质进行排斥，及时清除进入机体的异物，稳定机体物质组成，保持内环境稳定，维持机体正常的新陈代谢与生理活动。

随着现代生物医学技术的不断发展，人们对于免疫现象的认识也在不断深入，越来越多的免疫现象及本质被认知和发现，免疫学在维护人体健康中发挥的作用也越来越重要。

免疫力的本质是一种人体的"精致利己主义"

简而言之，免疫力就是机体免疫系统的能力，或者说免疫系统发挥功能作用的潜力。人类的生理活动和社会活动，需要用到各种能力，如运算、理解、运动、推理能力等，同样，清除"异己"，维持机体"内部环境"的稳定就需要免疫力。凡是自己的，都是好的，都要接受（耐受）；凡是外来的，都是"异端"，都需要清除和排斥，这就是免疫力的基本原则，所以说，免疫力的本质是一种人体的"精致利己主义"，也是不无道理的。

2. 人体的免疫力难以进行简单量化

在遭遇病原体等"非己"异物入侵时，人体免疫系统就会发挥免疫应答功能，阻止异物的入侵并将其从体内清除。每次入侵的病原体数量和毒力会有所差异，每次产生的免疫应答，在程度和形式上也会有所不同，形成不同的免疫应答强度和状态。就好比有个高度精细和敏感的雷达，能在一定范围内识别"不明飞行物"，并启动防御系统来应对，随着不同的"不明飞行物"来袭，防御应对的措施和手段也必然不同。比如，要拿起一根羽毛，很小的力气就足矣，若是铁球，就要费点劲了，但想要举起很重的杠铃，甚至要用"吃奶的劲"。这种不同的用力状态，恰似机

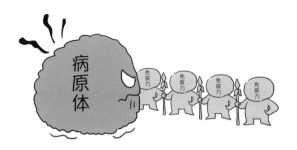

体免疫应答状态与其抵抗或清除的异物量和质的关系，面对越难清除的异物，免疫应答状态的强度就越强。对于病原体，机体展示出的应答状态固然可以在一定程度上反映出机体免疫力的强弱，但就像比较人们的力气大小，必须通过类似举重这样挑战力量全部潜力的形式，只有当进入机体的病原体量足够大或毒力足够强时，才能真正体现免疫力的强弱。如果让两个人都举起一根羽毛，则很难区分谁力气更大些。同样，比较两个人对日常接触微生物的应答状态差异，也很难判断谁的免疫力更强。此外，免疫力还存在很强的个体差异，自然界的异物或病原体种类纷繁复杂，对不同种类的病原体，每个人的免疫力可能存在着巨大的差异，简单地量化和比较免疫力的强弱是很难的。

免疫力和免疫功能状态两个概念最容易发生混淆

很多人会把机体对某种抗原性物质免疫应答状态的强弱当作机体免疫力的强弱。面对自身免疫性疾病，常有一种说法是"免疫力不是越强就越好"，其实，自身免疫性疾病的发生和症状的严重程度，与患者当时的免疫应答状态呈正相关，免疫应答强度越强，病情可能越严重，此时应用免疫抑制剂可以降低机体应答状态的强度以缓解病情。但免疫力其实是免疫系统全部功能的潜力，免疫应答状态只是这种潜力发挥的程度，其上限才是免疫力，从这个意义上说，自身免疫性疾病是机体对免疫力发挥程度的调节出了问题，用举杠铃的力气去拿羽毛，就可能会出现用力过猛甚至造成机体损伤的现象，而免疫抑制剂只是调节免疫力发挥的程度，使之恢复正常，维持免疫应答的正常反应状态和强度。

其实，人体各个系统的生理功能都具有其固有的生理能力潜力上限，一般正常生活中只需发挥部分潜力即可，根据不同生理活动的需求，再对这种生理活动能力发挥程度进行调节，以满足机体需要。例如，健康的人平时一般活动时心率在 70~80 次 / 分，但当剧烈运动时，心率大幅度增加，甚至达 120 次 / 分以上。免疫系统也是如此，在通常状态下，少量病原体进入身体时，也不易察觉免疫状态的变化，各种免疫学相关指标如外周血白细胞计数、中性粒细胞比值和抗体总含量等，可能也不会发生显著的变化，但随着进入机体的病原体数量与毒性增加，免疫系统就会对这些病原体产生更大强度的应答，产生更多的 IL-1（白细胞介素 -1）和 TNF（肿瘤坏死因子）等细胞因子，增强机体免疫系统对病原体的杀伤和清除，与之相伴随的是身体感到疲劳无力，甚至发热等免疫病理过程。但应对一般的病原体感染，机体免疫系统的全部潜力往往无须完全发挥。当清除病原体后，免疫应答状态会恢复到平时状态，免疫病理过程导致的症状也会消失，我们也就从疾病状态中康复了。

免疫是机体免疫系统发挥功能的现象，免疫力是免疫系统功能全部潜力的总和，免疫应答状态是免疫力发挥和使用的程度。免疫应答状态在某种程度上可以反映一个人的免疫力，因为拥有健康免疫力的机体往往会对入侵的异物做出适当强度和类型的免疫应答，在有效清除病原体的同时并不会对机体内环境的稳定造成明显的影响，也不会引起可感知的人体内环境不稳或者生理活动失调。不过，人体免疫应答状态的强弱并不总是能完全代表一个人的免疫力强弱，比较免疫应答状态的强弱不能等同于全面客观地评价一个人免疫力的强弱，还要考虑入侵病原体的数量和毒性。

3. 人体免疫力的三个生理维度

　　免疫力是机体免疫系统全部功能潜力的总和，是机体保护自身不受外来病原体入侵并保持机体内环境稳定的能力，是生命体维持新陈代谢和生命活动正常有序进行的基础和保障。免疫力其实就是免疫系统的正常生理功能。通常情况下，我们可以将免疫系统的生理功能分为防御、自稳和监视三个主要的方面。

免疫防御力：免疫系统对病原体感染防御能力的总和

　　免疫防御力就是指机体免疫系统防御能力的总和。免疫防御

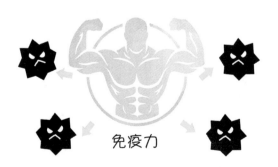

功能是指机体的免疫系统具有识别和清除异物，抵抗和防御病原体感染的能力，是免疫系统最基本、最重要的生理功能。人类生活的自然界中充满了大量无法被肉眼识别的各种各样的微生物，比如病毒、支原体、细菌等，还有一些能被人看到的能够侵入人体的各种寄生虫，比如蛔虫、血吸虫以及螨虫等，这些有害生物统称为病原体，可以引发各种感染性疾病。佩戴口罩和勤洗手等良好的生活习惯，有助于减少病原体进入和感染人体的机会，是预防传染病发生的重要措施。但在很多情况下，这些措施只能最大限度地减少但并不能完全避免病原体进入机体。而且，在还没有这些良好的预防手段的古代，人类是如何避免或减少病原体感染呢？

当病原体进入机体时，免疫系统的防御功能，不仅可以保护机体不被病原体感染，还能够及时清除已进入的病原体或其他异物。人体表面被皮肤和黏膜覆盖，就像穿上了一副铠甲，可以挡住各种病原体、微生物和异物的入侵，即免疫防御系统的屏障作用。免疫屏障这件外衣不是普通的外衣，它能够不断地自我更新修复，不断修补着因为损伤、衰老和脱落而造成的缺损，维持免疫屏障的不断更新和完整。

当然，皮肤或黏膜也会时常出现微小破损，如果通过放大镜，我们就可以观察到皮肤上有很多细小的伤口。有些狡猾的微生物会利用这些破损进入身体。如果伤口破损小，当少量微生物进入时，蹲守在皮下或黏膜下组织中的巨噬细胞就会大展身手，通过变形吞噬的方式将"大胆"的入侵者吞入体内，再将其杀伤、消化和清除。

当机体表面屏障破损更大时，入侵者更多，甚至出现毒力强大的病原体，若损伤部位的巨噬细胞没有反应过来，数量太少或不在工作状态，活力不足，则难以短时间内将入侵者清除。如果任由它们肆虐繁殖，就会造成组织感染。这时候，被入侵的局部组织细胞和巨噬细胞就产生大量的炎症细胞因子，提升和动员局部免疫细胞的活化状态，增加吞噬和消化能力。此外，还向全身的免疫系统发出信号，将在血液循环中巡逻的中性粒细胞等免疫细胞"战士"召集到感染局部，形成数量上的优势，迅速清除病原体，控制感染的发生和扩散。

某些情况下，免疫细胞即使发挥最大能力，又有外周血中免疫细胞的驰援，但某些病原体仍然能持续入侵繁殖形成感染，甚至突破免疫系统的围拦堵截进入血液循环，感染全身，这时 T、B 淋巴细胞（又名 T 细胞、B 细胞）崭露头角的时刻终于到了。T细胞可以识别由抗原递呈细胞递呈的病原体抗原信号，放大机体免疫应答效应，进一步提升机体免疫应答状态，增强对入侵病原体精确识别、杀伤和清除能力；B 细胞则能直接识别病原体携带的特异性抗原，分化成熟为浆细胞（效应性 B 细胞），产生大量抗体，中和、杀伤、清除病原体。进入机体的病原体一般会被彻底清除，但对能启动适应性免疫应答细胞活化的病原体，往往毒力和致病力都较强，免疫系统必须关注和谨慎应对。因此，每次 T、B 细胞活化产生效应性免疫细胞的同时，还会产生记忆性 T、B 淋巴细胞，产生和维持免疫记忆。当带有相同抗原标志的病原体再进入机体，记忆性免疫细胞会更加迅速、特异和有效地产生有针对性的适应性免疫应答，及时清除病原体，预防传染病的发生。这也是疫苗能发挥预防传染病作用的免疫学原理。

免疫自稳（自我稳定）力：维持人体新陈代谢和稳态的能力

免疫自稳（自我稳定）力是指机体免疫系统自我稳定（简称免疫自稳）能力的总和。免疫自稳是免疫系统具有清除机体衰老、损伤或者死亡细胞，从而维持机体内环境新陈代谢和自我组成稳定的能力。

每天，机体都在新陈代谢，组成身体的细胞也是如此。从出生开始，人体细胞就在不断死亡和新生，维持着细胞的自我更新和代谢。脱落的毛发、衣物上的头皮屑以及各种皮肤碎片碎屑，就是体表细胞死亡脱落而形成的。

通常情况机体免疫系统不会识别和排斥自身物质，如果发生对自身物质排斥，就称为自身免疫的现象。但在人体成长过程中，时刻都在发生自身免疫。在献血时，有人担心会因红细胞减少引起贫血，有人会说，"即使不献血，红细胞寿命也只有120天，120天后也会死亡而被更新"。其实，红细胞是一种高度分化的细胞，一旦受到损伤，发生结构与功能障碍，无法靠基因表达产生新的功能性分子，同时，红细胞也会逐渐衰老，所以必须不断地更新。如果衰老和死亡的红细胞不能被及时清除，这些功能异常的红细胞不仅无法进行运输氧气等生理活动，还可能损伤血管内皮，导致血管壁的炎症形成动脉硬化斑块，甚至阻塞局部小血管形成微血栓，引起微循环障碍。这也是心脑血管疾病发生的主要免疫病理过程，而老年人多发心脑血管疾病本质上就是免疫自稳力衰退的一种表现。

脾脏是机体最大的淋巴器官，含有大量吞噬细胞，具有储存血液的功能，红细胞随着血液循环进入脾脏后，衰老和异常的红细胞会被识别清除，因此脾脏也具有特别重要的血液净化功能，是保持血液活力的重要免疫器官。机体内部的其他细胞也都有类似的新陈代谢过程，有赖于免疫系统的自稳作用和能力，这种自稳能力也会随着免疫系统整体状态的变化而变化。

免疫监视力：识别和清除突变的"危险"细胞，让人远离癌症

免疫系统的第三种生理功能，称为免疫监视功能，是指免疫系统具有识别和清除由于基因突变有恶性倾向的突变细胞的能力，即免疫监视力。

癌症，是严重威胁人类健康和生命的恶性疾病。恶性肿瘤细胞并非来自体外，而是来自机体正常细胞的基因突变。肿瘤不仅能在局部生长，侵袭和破坏组织，掠夺机体的营养物质，还可以发生转移，在全身各种健康组织和器官中扩大"势力范围"，甚至夺取人的生命。

恶性肿瘤细胞来自基因突变的正常细胞，正常细胞在分裂中，要进行 DNA 分子复制，而人类基因组非常庞大，具有大约 20 亿个碱基对，如此大量的碱基进行复制时，发生错误配对导致基因信息突变难以避免。即使人体具有非常强大的 DNA 分子修复和纠错能力，平均每秒钟依然可能会发生上千次的突变错误，好似一个超级庞大的加工厂，无数流水线上的工人夜以继日地组装加工，尽管设置了多项监管复核审查机制，还是难免出现错误和纰漏。此外，环境中还存在辐射、有害化学物质、致癌病原体等各种物理、化学和生物因素，能大大增加 DNA 结构的不稳定性或提高复制的错误率。

为了应对这些基因突变细胞，避免机体发生恶性肿瘤，免疫系统可通过直接识别、杀伤和清除突变细胞，发挥特异性清除肿瘤细胞的免疫监视功能。虽然人体每秒都在产生大量的基因突变细胞，但一般情况下，人体是不会发生恶性肿瘤的，这就是免疫监视力的作用了。但随着年龄增长，人体免疫力也会因衰老而降低，从而导致免疫监视力的下降，给突变的恶性细胞机会，所以中老年人是恶性肿瘤的高发人群，应该特别注意维护和发挥机体免疫监视力，减少癌症发生。

4. 人体免疫力的内涵在于强大而精准

　　免疫力是机体免疫系统的能力，是机体防御病原体感染的防御能力，是机体清除衰老死亡细胞、修复组织细胞损伤和维护机体内环境稳定的自稳能力，也是识别和清除机体内基因突变潜在恶性细胞的监视能力。免疫系统的能力多种多样，免疫力也有很多不同的维度和分类的方法。比如，按免疫系统的生理功能可分为防御、自稳和监视，按免疫系统的识别方式可分为固有免疫（非特异性免疫）和适应性免疫（特异性免疫）等。但对明确免疫力性质和掌握其对健康影响作用来说，我们把免疫力分为免疫应答力和免疫调节能力是最为恰当的。

免疫应答力是免疫系统功能活动的"引擎"

　　免疫系统执行功能时，最基本的方式就是免疫应答，识别"入侵者"，产生"定向导弹"歼灭"敌人"。免疫应答力是免疫系统活动的主要驱动力，就好像汽车引擎提供的动力是汽车能量的来源一样。

免疫应答过程一般分为识别、活化和效应三个阶段，简而言之即识别"入侵者"、产生"导弹"、歼灭"敌人"。相应的免疫应答力也可以分为识别能力、活化能力和效应能力。

免疫识别是免疫应答的第一步，一般可分为非特异性识别、模式识别和抗原特异性识别三种类型。

非特异性识别是指机体免疫系统对各种异物的无差别识别和应对能力，主要是皮肤和黏膜等各种免疫屏障的识别方式。靠着这层"铜墙铁壁"阻止异物入侵，对所有入侵者"一视同仁"，是体表免疫屏障的主要作用方式。

模式识别是机体固有免疫细胞和免疫分子识别异物，特别是病原体及其成分的重要识别方式。即通过设置某种条件，阻止"破坏分子"进入。细菌等微生物的细胞表面具有人类细胞并不具备的细胞壁成分，巨噬细胞等人体的免疫细胞具有模式识别受体，通过人体智能"大数据"识别出这些特有成分。

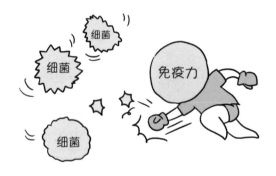

抗原特异性识别主要发生在适应性免疫应答中，是 T、B 淋巴细胞等适应性免疫应答细胞识别抗原信号的主要方式，是疫苗发挥预防传染病功能的免疫学基础。

免疫识别力是免疫应答关键起始阶段，如果免疫应答发生识别错误，特别是抗原特异性识别发生误判时，好比如果误判"敌我"或反应程度失衡，机体就有可能对抗原产生错误的应答，机体会对"友军"发出攻击，导致自身免疫性疾病或者过敏性疾病。

机体免疫屏障和一些固有免疫细胞（如巨噬细胞等）及固有免疫分子（如溶菌酶等），遇到病原体可即刻发挥阻挡、吞噬和溶解杀伤等免疫学效应，这支队伍好比"常规军"，日常即可执行战斗任务，迅速发挥免疫防御功能。在入侵的病原体较多或毒力较强时，"常规军"可以发出信号，招募"大部队"驰援，防御能力和作战能力均会大幅度提升。机体的固有免疫分子如补体系统，好像一支尖刀部队——"特种兵"，战斗力超强。如果通过固有免疫仍不能完全清除病原体，T、B 细胞就可通过活化、增殖和分化为效应性 T 细胞，同时效应性 B 细胞（浆细胞）"特战部队"就出现了，产生和分泌抗原特异性抗体，清除入侵的病原体或其他异物。

一般来说，人体免疫系统的活化力和效应力都很强，只有在免疫缺陷或大量使用免疫抑制剂导致严重免疫抑制状态时才会发生障碍，引起免疫功能障碍性疾病。艾滋病毒（HIV）使人体免疫系统活化障碍，使免疫系统不能产生有效的免疫应答清除病原体，"巧将难为无兵之战"。所以，艾滋病患者常会因为感染肺孢子虫等条件性致病病原体或发生卡波济氏肉瘤等恶性肿瘤而丧生，于其他健康人群而言的普通的"入侵者"，对艾滋病患者都好比一场大灾难。

免疫调节力赋予人体免疫系统的精准操作性能

免疫系统像一部精密运行的跑车，既需要强劲的动力，即免疫应答力；也需要精准的操作性能，即免疫调节力。

当跑车参加比赛时，为了取得好成绩，引擎动力的强大只是基础和前提，还需要很好的操作性能，必须能准确地控制速度，同时还需要具备灵敏的转弯和可靠的制动能力，以满足不同道路条件行驶要求，机体免疫系统也是如此。在对入侵异物进行清除时，不仅需要强大的免疫应答力，还要通过各种调节机制，对免疫应答强度和类型进行调节，对入侵异物进行恰当的应答和清除。否则，失去调节与控制的免疫应答，要么不能完全清除异物，无法保护人体不被病原体感染；要么免疫应答状态过于亢奋，导致免疫紊乱性病理损伤，甚至多器官功能衰竭而威胁患者的生命。

免疫系统往往借助具有调节作用的免疫细胞和免疫分子实现免疫调节作用。在机体免疫调节过程中，辅助性T细胞（Th细胞）主要发挥促进免疫系统活化（免疫应答力的赋能）和决定发生细胞免疫还是体液免疫为主的免疫应答的类型（免疫转型力），即产生何种"定向导弹",而调节性 T 细胞则主要发挥下调和抑制免疫应答的作用(免疫制动力),即重新审视这种"导弹"是否属于"高射炮打蚊子——小题大做"。在人体中,还有大量促进免疫系统活化的细胞因子,也有抑制免疫细胞活化的细胞因子,二者相互作用、相互调节,"鹰派"和"鸽派"间互相制衡,商量出最好的应对,从而获得"和平计划"。

正常的免疫调节力是免疫系统发挥正常生理功能,避免免疫病理损伤,维护机体正常新陈代谢及生理活动的前提和保障。当机体免疫系统出现衰老或发生损伤导致功能受损时,免疫调节力的下降往往是首先出现的一种表现。这也是中老年人经常发生干燥综合征等自身免疫性疾病的重要原因。

Chapter Two

人体免疫力的
底层物质基础

1. 人体免疫力的城池营垒
——免疫器官与组织

　　免疫力是机体免疫系统的功能，机体免疫系统组成成分是免疫力的物质基础和能力源泉。免疫系统常分为免疫器官（组织）、免疫细胞和免疫分子三个层次，就好比城市、高楼和建筑材料。

　　从广义来说，机体任何器官和组织都具有某种程度的免疫功能，否则都可能成为病原体寄生、繁殖和感染的场所。如果按照这种看法，我们人体的所有器官和组织都属于免疫器官和组织，但这会对我们了解和认识免疫与免疫力的本质造成困难。因此，这里探讨的免疫器官和免疫组织，是从狭义的角度来说的，也就是与免疫力最为相关的器官与组织，主要包括皮肤黏膜等免疫屏障以及各种与免疫相关的淋巴器官和组织。

免疫屏障：保护人体健康的铜墙铁壁

　　地球有大气层的保护，机体也有类似作用的铜墙铁壁——免疫屏障保护机体及重要器官在稳定的环境中，行使正常的生理功

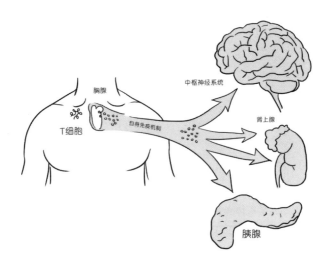

胸腺

中枢神经系统

T细胞

自身免疫机制

肾上腺

胰腺

能。根据这些免疫屏障所在的位置及功能的不同，免疫屏障分为体表免疫屏障和体内免疫屏障两种类型。

体表免疫屏障是指人体表面的体表屏障，主要包括皮肤和黏膜，皮肤分布在机体外表面，对各种物理及化学等因素损伤的抵抗能力较强；黏膜主要分布于呼吸道、消化道及泌尿生殖道的管腔表面，具有免疫保护防御、呼吸、消化、吸收及分泌等功能。皮肤和黏膜表面非常致密，构成一道坚固墙壁。

构成体表屏障的皮肤和黏膜都具有一定的分泌功能，可以产生汗液、皮脂、眼泪、唾液、黏液等各种分泌物。在这些分泌物中，含有多种抑菌和杀菌物质，能够抑制甚至杀死附着在身体表面上的病原体或者中和这些病原体，使其失去感染人体细胞的能力。

此外，无论是在皮肤还是在黏膜的表面，都生存着大量的微生物，这些微生物数量众多，可以达到与其寄生的人体细胞总数相同或者更高的数量。这些体表的微生物包括各种细菌和酵母等微生物，它们与人体呈共生状态，可以通过多种方式，阻挡和抑制致病病原体对人体的感染，形成机体表面的生物屏障。而这些能够帮助人体维持体表微生物稳定的微生物，称为正常菌群，益生菌是其最重要的组成部分。

在人体内部，有些器官具有非常重要的生理功能，需要更加稳定的微环境，特别是要避免病原体感染或者过度强烈的免疫应答状态造成的免疫病理性干扰。在这些重要结构与机体内环境之间，还具有体内的免疫屏障，例如血－脑屏障、血－胎屏障和血－睾丸屏障等。

培养免疫力的学校——中枢免疫器官

机体的淋巴器官是免疫系统的主要组成部分，按照其功能可以分为中枢免疫器官和外周免疫器官。其中，胸腺和骨髓是分别产生 T 细胞和 B 细胞这两种适应性免疫应答细胞的器官，对人体免疫力的产生和维持，具有至关重要的作用，因此称为中枢免疫器官。

胸腺的衰老决定了人类寿命的极限。胸腺是 T 细胞分化成熟的场所。T 细胞的祖先来自机体骨髓的造血干细胞，当其分化为淋巴干细胞之后，一部分淋巴干细胞会离开骨髓，进入胸腺，在胸腺中继续发育为成熟的 T 细胞，然后释放到血液中发挥免疫功能。人类的胸腺大小和结构随年龄的不同而有明显差异。胸腺出现于胚胎第九周，是生长最早的免疫器官。新生期胸腺重 15~20 克，以后逐渐增大，至青春期可达最大，但此后胸腺功能会逐渐衰老。在 25 岁之后，人类的胸腺几乎不再产生新的 T 细胞克隆，仅保留分泌胸腺素及胸腺肽等激素，参与维持和调节机体免疫系统功能的作用。老年期的胸腺进一步萎缩，产生胸腺激素的功能会衰退，造成细胞免疫力下降，容易发生感染和肿瘤。此时补充胸腺激素，可以改善老年人的免疫功能。胸腺功能的衰老是制约哺乳动物寿命上限的重要因素，一般来说，人类的胸腺功能在 2 倍性成熟期时会失去产生新 T 细胞克隆的功能，由此人们推测人类寿命的极限是性成熟期的 12~14 倍，也就是120~150 岁。

骨髓是各种免疫细胞产生的源泉。骨髓不仅是人体的造血器官，产生红细胞、白细胞和血小板等各种血细胞。在骨髓中，由造血干细胞分化产生的淋巴干细胞，一部分随血流进入胸腺，发育为成熟的 T 细胞；另一部分则停留在骨髓内继续分化发育为成熟的 B 细胞，之后成熟的 B 细胞会从骨髓释放并随着血液循环迁移，定居于外周免疫器官中。

人体免疫力的"战场"——外周免疫器官与组织

外周免疫器官和组织是 T、B 淋巴细胞执行免疫应答功能的场所，主要包括脾脏、淋巴结以及扁桃体等黏膜相关淋巴器官与组织。其中，脾脏是人体最大的淋巴器官，不仅是胚胎时期人体的重要造血器官，成年后作为重要的血液储存器官，能有效产生免疫应答效应产物，清除血液中的病原体，通过识别和吞噬作用，清除衰老的血细胞，发挥过滤和净化血液的功能。此外，还参与机体的免疫活化与调节的过程。

淋巴结是人体数量最多的免疫器官（人体全身有500~600个淋巴结）。淋巴结具有过滤的结构，可以拦阻淋巴液中的各种异物和抗原，并通过吞噬和免疫应答过程，清除这些异物或者对这些异物中的抗原信号进行加工和处理"上报"给T、B淋巴细胞，启动并活化机体的适应性免疫应答过程。淋巴结一般分布在全身的淋巴通道线路上，能够发挥过滤净化淋巴液的作用，当某个淋巴结收集区域发生病原体入侵感染或者肿瘤转移的时候，该淋巴结会发生免疫应答而肿大，因此临床上可以根据淋巴结的肿大部位和程度，对感染的状态或者肿瘤的转移情况进行评估，为诊断和治疗疾病提供依据。

2. 免疫力的有生力量
——免疫细胞

免疫细胞是免疫系统功能的主要执行者，就如同军队中的士兵，是机体免疫力的主要组成成员，按照识别病原体方式的不同，可分为固有免疫细胞和适应性免疫应答细胞。

固有免疫细胞是人体免疫力部队的"常规军"

固有免疫细胞是指人体内执行固有免疫功能，即非特异性免疫功能的细胞。固有免疫细胞多种多样，主要有单核—巨噬细胞、中性粒细胞、嗜酸性粒细胞、嗜碱性粒细胞—肥大细胞、NK

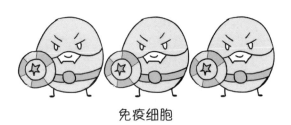

免疫细胞

细胞、树突状细胞、红细胞以及上皮细胞等，相当于"常规军"中的不同军种。

按照清除病原体效应的不同，亦即军种作战方式的不同，分为吞噬细胞和非吞噬细胞两大类型。吞噬细胞通过吞噬作用，将病原体及各种异物摄入细胞内，然后通过消化酶将病原体杀伤并清除，单核—巨噬细胞和中性粒细胞都是人体常见的吞噬细胞。除吞噬细胞外，人体内还存在大量没有吞噬功能的固有免疫细胞，如树突状细胞、NK细胞等，这些细胞分布在全身各处，除了直接杀灭病原体外，还起到传递信号、调节免疫系统功能等作用，称为非吞噬性固有免疫细胞。

擅于肉搏（吞噬—杀灭）的单核—巨噬细胞

单核细胞来自骨髓造血干细胞，分化成熟后会释放到血液中，占血液中白细胞总数的3%~8%。单核细胞细胞质中具有消化功能的酶类物质，可以消化和溶解吞入的病原体及其他异物颗粒。

巨噬细胞分为定居的巨噬细胞和游走的巨噬细胞两大类。

定居的巨噬细胞主要包括肝脏枯否氏细胞和各种器官组织中的巨噬细胞，广泛分布于宿主全身各处的组织中，发挥清理局部衰老损伤或凋亡细胞，以及免疫复合物和病原体等异物的作用，相当于常规的清洁工。

游走的巨噬细胞，由血液中的单核细胞衍生而来，其体积较大，比单核细胞大好几倍，寿命也较长，可在组织中存活几个月。这些细胞具有强大的吞噬杀灭病原体和清除体内凋亡细胞及其他异物的能力，并参与炎症性反应和免疫调节等生理及病理生理作用的过程。

机动性高的野战部队——中性粒细胞

中性粒细胞是外周血白细胞中，数量最多的一种细胞，占血液白细胞总数的60%~70%，寿命仅为2~3天，却有非常强大的吞噬和消化能力，是血液中最重要的"机动野战部队"。中性粒细胞含有大量溶酶体颗粒，具有很强的趋化能力（机动性）和吞噬功能（战斗力）。当病原体入侵人体局部引发感染时，中性粒细胞可被感染部位产生的趋化因子吸引，迅速穿越血管内皮细胞连接处的缝隙进入感染部位的组织，发挥吞噬杀伤和清除作用。尤其是在化脓性感染时，它们是清除病原体的主力军。

承上启下的"情报官"——树突状细胞

树突状细胞（DC）分布非常广泛，但数量非常稀少，因其在组织中的外形具有许多分枝状突起，状如树枝而得名。DC是一种"全职的"抗原提呈细胞，能摄取、加工处理和提呈抗原给T细胞，启动特异性免疫应答，起到承上启下的"联通作用"。此外，DC还可通过分泌多种细胞因子参与各种免疫应答过程，发挥增强细胞免疫应答作用、提升机体产生抗感染免疫应答能力以及促进 T、B 细胞活化等免疫调节的活性。

出色的"安保探员"——自然杀伤细胞

自然杀伤细胞（NK 细胞），是人体免疫监视力的主要执行细胞，主要分布在外周血和脾脏，少量分布于淋巴结和其他组织中。其无须抗原预先致敏，就可以产生细胞杀伤作用，直接杀伤某些肿瘤和病毒感染的靶细胞，是机体抗肿瘤及抗病毒感染免疫过程中最重要的固有免疫细胞。

T、B 细胞是人体免疫力的"战略部队"

相对于固有免疫细胞丰富的种类来说，人体的适应性免疫应答细胞只有 T 细胞和 B 细胞两大类。

人体免疫力的协调员和指挥员——T 细胞

T 细胞，参与机体特异性细胞免疫应答的发生，体液免疫应答中也同样发挥着重要的辅助调节作用。

根据 T 细胞表面标志的不同，人们常常把 T 细胞分为 CD4+T 细胞和 CD8+T 细胞两大群体。大多数 CD4+T 细胞在体内发挥着协调和指挥作用，也称为辅助性 T 细胞（简称 Th 细胞）。

大多数 CD8+T 细胞，具有特异性识别和通过细胞毒作用直接杀伤靶细胞（例如肿瘤细胞或病毒感染细胞）的能力，因此也称为细胞毒性 T 淋巴细胞（简称 CTL）。

抗体"导弹"的制造者——B 细胞

B 细胞在骨髓中分化发育成熟后，释放到外周血中，并分布到脾脏和淋巴结等外周免疫器官中。在抗原刺激和 Th 细胞的辅助下，特异性的 B 细胞被激活、分化成熟为浆细胞，产生和分泌抗原特异性抗体。这些抗体能特异性地与抗原结合，继而杀伤和清除病原体、靶细胞及各种侵入人体的异物。

3. 人体免疫力的武器装备和弹药
——免疫分子

免疫分子主要发挥免疫效应功能和免疫细胞间功能相互协调的传递信号作用，根据其参与免疫过程的类型，常被分成固有免疫分子和适应性免疫应答分子（主要是抗体）两大类。

免疫力的常规武器——固有免疫分子

在机体中，存在着大量可以发挥固有免疫功能的免疫分子，也就是固有免疫分子，主要包括补体、细胞因子、防御素等。这些分子在对抗和清除病原体感染、消灭突变的肿瘤细胞、调节机

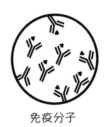

免疫分子

体免疫功能、维持机体内环境及生理功能稳定等方面，都发挥着至关重要的作用。

具有免疫活化放大效应的补体系统及其功能

补体分子能帮助抗体或者独自执行中和病毒、杀灭细菌、调理吞噬、参与过敏和调节适应性免疫应答等多种免疫生理与病理学过程，是人体最重要的一类固有免疫效应分子和免疫功能调节分子。

当细菌穿过机体表面的免疫屏障侵入机体后，补体系统成分可被细菌细胞壁的特定成分激活，引发补体活化的反应，产生大量的酶活性片段，迅速溶解、杀伤和清除细菌。一些补体裂解片段还具有趋化和致炎作用，可趋化白细胞到达病原体的入侵部位，引起局部的炎症反应，招募更多的"免疫士兵"参加战斗。还有一些补体裂解产物具有调理和免疫黏附作用，可以增强吞噬细胞对病原体及免疫复合物的吞噬与清除。在机体还没有产生抗体的时候，补体就可以通过上述激活方式，迅速产生并发挥非常强大的抗感染作用。

人体免疫界的"5G 信号"——细胞因子

机体的免疫系统要精准地发挥免疫应答功能，需要在免疫细胞间进行精确的信号联络。在机体中，负责免疫细胞之间以及免疫细胞与其他细胞之间相互联络最主要的信号分子就是细胞因子。

干扰素——能够抗病毒感染的细胞因子

干扰素是一种具有抗病毒作用的细胞因子，干扰病毒蛋白的合成，抑制病毒的复制、增殖和组装释放。激活 NK 细胞和巨噬细胞，使它们杀伤和破坏病毒感染的宿主细胞，让病毒失去潜伏藏身和复制繁殖的场所，从而全方位地发挥抗病毒作用。

诱导和促进炎症反应的细胞因子

当病原体侵入人体后，往往会引发机体产生炎症反应。在炎症反应中，炎症细胞产生和释放促进炎症反应的细胞因子，刺激骨髓干细胞生成并释放大量中性粒细胞入血，以提高机体抗感染免疫应答能力，而且还能使局部毛细血管扩张，通透性增强，促进白细胞穿越毛细血管壁，到达并聚集在炎症发生部位，活化和增强白细胞的吞噬杀伤能力，发挥更好的免疫防御能力。

有可能沦为"恶性"细胞"保护伞"的细胞因子

肿瘤坏死因子有直接杀伤肿瘤细胞的作用，但有些细胞因子，例如 IL-10 等，可以负向调节机体的免疫系统活化，甚至抑制机体的抗肿瘤免疫活性，使肿瘤细胞得以在体内不被免疫系统杀伤，成为肿瘤细胞的"保护伞"和"护身符"。

重症感染患者的"夺命鬼"——细胞因子风暴

细胞因子风暴就是体内各种免疫细胞产生的细胞因子失去了控制，不断提升机体免疫应答状态，人体进入强烈的炎症反应状态，对机体正常组织和细胞的免疫病理损伤不断发展，正常的生理功能无法进行，导致全身多个重要器官发生功能衰竭，危及患者生命。在人感染禽流感、SARS以及新型冠状病毒性肺炎的发病中，都有可能出现细胞因子风暴，导致重症感染，成为这些疾病致死的主要原因。

可以精准识别入侵者的"导弹"

抗原进入机体以后，会刺激特异性B细胞克隆活化、增殖和分化为浆细胞，产生抗原特异性的球蛋白，能在体内与相应的抗原发生特异性的反应，称为抗体。

抗体是由两条完全相同的重链和两条完全相同的轻链共4条多肽链组成的"Y"字形结构的蛋白质分子，常被比喻为一个高举双臂的成年人。抗体分子氨基端就像抗体的双手，决定每种抗体都可以特异性地与一种抗原相结合。

抗体家族"五朵金花"各有"性格"

根据组成抗体重链类型的不同，可以把抗体分为 IgA、IgG、IgM、IgD 和 IgE 五类。它们都有各自的特点，IgG 是人类血清中含量最多的抗体，是人类适应性免疫应答分子的主要成分和组成部分，也是衡量疫苗刺激机体产生保护性免疫的重要参数；IgM 是人类出现最早的抗体，也是感染早期出现的抗体，可作为病原体正在感染的标志；IgA 是黏膜免疫的主要抗体成分，是人体化学免疫屏障的重要组成分子；IgE 是血液中含量最低的抗体成分，与抗寄生虫感染免疫应答和过敏性休克、哮喘及荨麻疹等过敏反应的发生有关；IgD 至今还没有发现其存在的确切价值和功能，相关研究还在进行之中。

特异性体液免疫力的主力军——也有抗体是"臭弹"

抗体最主要的功能是特异性识别和结合各种抗原性异物。在怀孕期间，母亲的 IgG 可以通过胎盘进入胎儿体内，保护胎儿和新生儿避免发生病原体的感染。这些来自母亲的抗体在出生后 3~6 个月会完全从婴儿体内消失，届时就要由婴儿自己的抗体来"接班"。

并不是所有的抗体都具有保护机体的作用。有些抗体，例如 HIV 抗体，虽然在感染人体时产生了，但通常并没有预防 HIV 感染的作用，只能够被当作 HIV 感染的标志，用于 HIV 感染者的筛查。因此，在传染病的抗体治疗中，应该使用具有免疫保护作用的保护性抗体，而疫苗研发的主要目的是诱发人体产生保护性（抗体）免疫。

总之，人体的免疫力是一个由多种成分组成的多维度立体化的防御性网络，具有强大的免疫应答能力和精密准确的调节机制。免疫系统是人体免疫力的物质基础和能力源泉，是人类战胜各种病原体感染和恶性肿瘤等疾病，维持正常的新陈代谢和内环境稳定最强有力的后盾和最可靠的"神盾"。

Chapter Three

人体免疫力
不足是百病
之源

1. 人体免疫力不足会有哪些表现

随着年龄增加，人体免疫系统也会像其他器官系统一样衰老。免疫力下降，容易导致感染、自身免疫性疾病和恶性肿瘤等免疫相关性疾病发病率增高。而糖尿病、肥胖及慢性呼吸系统疾病等慢性基础病，会进一步加重免疫系统衰老和功能低下的问题。营养摄入不足、生活不规律、用药不当或感染等原因，也可以使机体免疫力下降。

罹患感染性疾病成为生活的常态

生活环境中遍布各种各样看不到的微小敌人——病原微生物。它们体形很小，只有微米级大小，比人体细胞小得多，但可以感染或寄生到人体内，具有强大的生命力和繁殖能力。在充足营养和适宜生长条件下，一个大肠杆菌仅需 20 分钟就可繁殖一代。正常情况下，人体具有非常强大的免疫力，即使有大肠杆菌这样的细菌进入体内，也能够被迅速杀死和清除，不会对人体健康造成很大的影响。

当人体免疫力低下时，人体对于病原体的免疫防御力不足，人体就可能会受到各种病原体的"欺负"而发生感染，此时不仅金黄色葡萄球菌、大肠杆菌等常见病原体会感染人体，而且像卡氏肺孢子虫和白色念珠菌等条件性致病菌也会感染人体，导致严重甚至致命的感染。

人体免疫系统是一个复杂而庞大的防御体系，针对不同的病原体有各种不同的免疫机制。当免疫力低下时，针对不同病原体的免疫力下降也可能是不均衡的，表现的感染现象和症状也各不相同。

这些疾病可能是免疫力不足造成的

由于机体免疫系统的调节功能发生失调或障碍，导致免疫系统在错误的时间、部位对错误的目标发生了错误的识别和反应，从而引发的各种免疫病理损伤性疾病，主要包括各种炎症性疾病、自身免疫性疾病和过敏性疾病等。

炎症性疾病本质上是一种由于固有免疫过程异常活化导致的疾病。人体的很多组织和器官都可能会发生急性和慢性炎症，引发组织细胞的免疫病理损伤或者功能紊乱，导致各种炎症性疾病，表现出不同的症状。如果炎症长期慢性化或反复迁延发作，还有发生恶性肿瘤等更加严重疾病的风险。

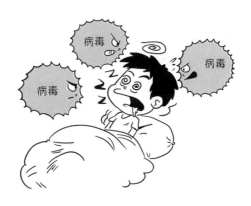

　　导致动脉粥样硬化斑块形成的主要原因，就是血管壁中发生了吞噬细胞介导的炎症状态，其引起的微循环障碍和器官供血不足，是威胁中老年人健康的致命性疾病。

　　机体免疫识别能力和调节能力下降，在一些人体内可能产生针对甲状腺等自身器官组织的抗体，导致桥本氏甲状腺炎或者突眼性甲状腺功能亢进，使机体的甲状腺素不足或过量，而出现甲状腺功能低下或者亢进，造成相应的内分泌紊乱性疾病。

　　此外，肥胖引起的脂肪组织炎症是Ⅱ型糖尿病发生的主要原因，而免疫系统功能紊乱还导致干燥综合征等自身免疫性疾病以及各种过敏性疾病的发病率增加。

免疫力不够，癌症"来敲门"

　　机体免疫系统具有强大的免疫监视力，可以迅速发现和清除有致癌风险的突变细胞，让肿瘤细胞无法在体内生存和生长，免疫监视力是人体免疫力重要的组成部分。

NK细胞好像一名安检人员，可以识别出正常细胞和突变细胞。人体每个细胞都有自己的"身份证"，表达自身的MHC分子，不仅具有个体差异，还具有结合和提呈信息的能力。NK细胞能够识别出正常细胞提呈的MHC-正常抗原信号，不会杀伤它们，细胞一旦发生基因突变或者被病毒感染，就会发生MHC-抗原信号的改变，失去正常的MHC-抗原信号，如同白大衣里面藏了件黑制服，显而易见，NK细胞会杀伤这些异常细胞。

HPV（人乳头瘤病毒）或幽门螺旋杆菌等病原体的长期持续性感染，可以造成子宫颈或胃幽门等部位的慢性炎症，使局部组织的免疫微环境发生异常改变，削弱了免疫监视功能，从而容易发生子宫颈癌或者胃癌等恶性疾病。在很多情况下，这些部位的炎症严重程度与肿瘤发生的概率呈正相关。因此，有效预防、及时发现和积极治疗这些器官和组织的病原体感染和慢性炎症，也是预防恶性肿瘤发生的重要措施。

虽然，我们每天都要面对数量庞大的病原体感染的风险，还需要处理成千上万的衰老死亡以及基因突变的细胞，维持机体正常的新陈代谢和内环境稳定，但是由于人体免疫系统具有非常强大的应答潜力和调节能力，在日常生活中，即使免疫系统功能出现了暂时性轻度的下降，一般人也很少会表现出免疫力低下的表现。可是，当造成免疫力下降的因素未得到及时的纠正，不断地积累，导致人体的免疫力严重下降，并出现免疫力低下的表现时，表明人体的免疫力已经严重不足和功能障碍，此时再进行补充和纠正，短期内产生成效的难度就会比较大，而且需要花费更大的代价、精力和时间。所以，随时关注机体免疫力的状况，及时解决和纠正免疫力的问题，是维护机体和免疫系统健康最为重要的做法。

2. 如何知道免疫力有没有降低

　　"我的免疫力降低了吗？"这是很多人经常会问到的一个问题。当人体免疫力低下时，会导致机体发生严重的感染性疾病、自身免疫性疾病以及恶性肿瘤等疾病。免疫力下降是一个长期积累的过程，在发现免疫力低下引发疾病的时候，免疫系统及其功能已经积累了很严重的损伤或出现严重的失衡问题，往往很难在短期内完全纠正和解决，给这些疾病的治疗造成很大的困难。

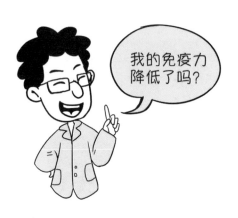

因此，关注免疫力降低的问题，是防治免疫力低下相关疾病的重要手段，也是中医提倡的"上工治未病"的原则。

健康的免疫力——美丽容颜背后的根基

机体出现免疫力下降时，最先发生和最常见的就是皮肤变薄、松弛失去弹性、色泽黯淡、苍白、色素沉着、脱失、色斑、皮疹、干燥、毛孔粗大甚至脱发等皮肤老化现象。

皮肤不仅是人体最大的器官，也是人体最大的免疫器官，是维持机体免疫屏障能力和内环境稳定的主要结构。同时，皮肤是面对自然环境的第一道屏障，容易受外界各种物理、化学和生物因素的影响而发生损伤和老化。皮肤是了解一个人免疫力变化的重要参考指标。中医诊断的"望闻问切"和现代医学诊断的"视触叩听"第一个步骤都是观察人体的外表，也是基于皮肤反映免疫状态这个基本的道理。

在人体免疫力降低时，皮肤结构会发生变化，皮肤中基底层细胞分裂速度下降，上皮细胞新生的速度放缓，导致上皮细胞数量减少和表皮细胞衰老增加。同时，皮肤细胞合成与分泌胶原蛋白等细胞外基质能力下降，皮肤会出现变薄、松弛和弹性降低，表现为皮肤角质增加，表面粗糙，皱纹变多，失去光泽和皮屑增加。

同时，随着皮肤功能的下降，汗腺、皮脂腺以及毛发等皮肤附属器官或附属物得不到充足的养分供应，导致皮肤分泌物减少、毛孔变得粗大和毛发脱落，引起皮肤干燥和脱发。所以，非正常脱发不仅是衰老的结果，更是皮肤免疫力下降的重要表现，必须引起重视。在一些外界因素，例如化疗药物的作用下，皮肤免疫力会受到强烈的损伤，脱发的现象会变得更加明显。

在皮肤中分布着大量的巨噬细胞，不仅可以有效地清除入侵人体的各种病原体，还可以吞噬、消化和清除各种其他异物，特别是带有颜色的异物，也参与皮肤色素细胞代谢的调节。当免疫力老化或者低下时，巨噬细胞吞噬和清除色素能力降低，就会导致皮肤色素的沉着，出现老年斑。而机体免疫调节力下降时，皮肤的免疫细胞可能会对正常的黑色素细胞产生攻击，导致皮肤色素脱失，表现为皮肤色素分布不均匀的白癜风症状。

此外，随着皮肤免疫屏障能力的下降，各种微生物也会更加容易在皮肤上定植和寄生，更容易发生感染和炎症，刺激皮肤局部免疫的活化，局部毛细血管扩张和通透性增强，导致皮肤出现红疹及其他各种皮疹等皮肤损害。

由于免疫力下降，往往伴随着机体整体免疫力下降，特别是骨髓造血能力的下降，白细胞和红细胞等血细胞成分降低，导致贫血。或者发生肝脾等器官的免疫病理损伤导致溶血，使血液中的胆红素含量增加，这个时候，皮肤就会出现苍白或者黄疸等异常的表现。

所以，在日常生活中，必须关注皮肤的健康，健康皮肤是拥有健康免疫力的标志。当出现皮肤松弛、光泽消失、皮疹以及脱发等现象时，要想到免疫力下降的可能性，应该及时采取措施，维护好自己的免疫力，减缓皮肤的老化，改善机体的免疫健康状态。

没有精神，睡不着觉，可能免疫力余额不足

全身不适、疲劳乏力、疼痛、头晕、精神恍惚、情绪低落或者不安、记忆力和智力下降、嗜睡或失眠等精神—神经症状的出现，也是免疫力下降的常见表现。

现代医学研究结果表明，在人体内存在非常复杂的神经—内分泌—免疫网络调节系统，直接或间接通过内分泌系统激素的作用，调节神经系统的功能，影响人体的神经—精神状态。例如，免疫细胞受到病原体刺激以后，产生的肿瘤坏死因子等细胞因子，它们可以作用于中枢神经系统的下丘脑等部位，导致疲乏、无力甚至恶心呕吐等不适感。在感冒的时候，人们常常会感到困倦和不适，主要就是这种机制造成的。

在炎症过程中，很多炎症性细胞因子可以刺激局部感觉神经，导致疼痛，因此疼痛也是各种炎症的特征性表现。同时，炎症刺激产生的细胞因子，具有促进血管扩张通透性增强的作用，不仅可以引起脑部血管扩张导致头痛，还可以导致局部组织水肿，引起炎症部位的肿痛。

睡眠是机体最为重要的节律性生理活动之一，免疫力下降时，特别是免疫系统本身功能周期性活动发生紊乱时，细胞因子分泌的调控也会随之发生紊乱，引起神经系统兴奋性调节障碍，

从而导致人体出现精神抑郁、情绪低落、嗜睡或者坐立不安、烦躁、失眠等睡眠障碍性疾病的症状。因此，很多调节改善免疫力的药物或者食物，也具有提神醒脑、增加智力或者改善失眠等功效。

我国传统医学早就注意到神经—精神症状与免疫力下降的关系。在中医文化中，脾脏是负责人体新陈代谢和免疫防御的重要器官。"正气存内，邪不可干。邪之所凑，其气必虚。"脾脏是负责产生推动人体进行各种运动、从事各种工作和生活活动的"精气"的来源，也是维持机体免疫防御的"正气"来源。当机体免疫力下降时，必定会出现疲倦和乏力等精神症状，中医常通过补脾的方式，如人参健脾汤，补充人体的"气"，恢复机体的免疫力，改善人体的精神状态。

消化不良和口臭可能是免疫力不足的"锅"

免疫力低下时，人体会出现口臭、厌食、恶心、腹痛、腹泻或者便秘等消化道症状。人体的消化道中居住着大量的细菌、真菌等微生物，这些微生物大部分是对人体无害的益生菌，不仅不会引起人体发生感染性疾病，而且还可以通过机械阻挡和产生抗生素的方式发挥生物性免疫屏障的作用。益生菌是人体肠道微生态的重要组成部分，能促进机体对食物中营养物质的消化吸收，一些种类的肠道细菌还可通过产生维生素 K 等营养物质的方式，帮助人体执行凝血等正常的生理功能。免疫力低下时，肠道局部的免疫功能也会下降，驾驭肠道菌群的能力出现不足，造成菌群失调，从而引发食物消化吸收不良、肠道运动功能失调，造成腹痛、腹泻或便秘等消化系统的疾病。

口腔黏膜的免疫力低下时，可表现为唾液中 IgA 和溶菌酶等免疫活性物质的分泌减少，使口腔局部的细菌抑制和杀菌能力降低，导致口腔细菌的生长失去平衡和菌群失调，从而使口腔产生异味，出现口臭。

人体免疫力低下，肠道黏膜免疫防御能力下降，黏膜变薄，肠道中的毒素更易进入机体内环境，导致肝、肾等器官功能损伤，出现发热、头痛、头晕、全身乏力以及恶心呕吐等全身中毒性症状。

反复感冒与发热症状也在提醒免疫力"欠费"了

免疫力下降时，呼吸道黏膜会像消化道黏膜及皮肤一样出现老化和防御能力下降的问题。一方面，呼吸道黏膜腺体产生分泌物的能力下降，对于空气中的颗粒物和病原体等异物的黏附和阻挡能力下降，更多的异物进入肺部，容易引发肺部感染以及肺部炎症；另一方面，呼吸道黏膜细胞纤毛摆动能力下降，使呼吸道通过痰液排出异物的能力大大降低，加剧肺部发生感染和炎症的风险。

呼吸道和肺部感染及炎症，往往会导致免疫细胞非特异性的活化，产生炎性因子，刺激人体体温调节中枢，导致体温调节点的升高，引起发热。但免疫力降低时，导致的细胞因子产生调控的紊乱规模往往比较小，体温调节异常引起的发热程度比较低，并且一般在下午人体免疫系统比较活跃时表现得更为明显，一般表现为在午后出现低热的现象，与女性排卵期前等生理性体温升高的特点是有所不同的。

体检是排查免疫力不足的最佳方法之一

通过体格检查，则更容易发现平时被忽略的免疫力下降的迹象，例如外周血白细胞下降、血糖升高、脂肪肝和甲状腺结节等体检指标的异常，都可能是免疫力下降的表现。

人体外周血中的白细胞是机体中最重要的免疫细胞群体，不仅包含着大量具有吞噬功能的单核细胞和中性粒细胞，而且还有 T 细胞、B 细胞和 NK 细胞等淋巴细胞。血液中的白细胞数量、比例和功能的异常，都会导致机体免疫应答力和免疫调节力的下降。所以，在体检结果中，血液常规检查中白细胞数量及比例的下降是反映机体免疫力变化的最重要的指标。应该注意的是，因为人体免疫系统具有强大的适应环境调节能力和储备功能，外周血白细胞数量和比例的下降，往往预示着免疫系统存在着严重的问题，其敏感性较低，当其发生变化时免疫力可能已经出现了比较严重的降低，必须引起重视和及时纠正。同时，外周血白细胞的数量和比例，也会受到机体免疫应答状态的影响，在细菌感染时，白细胞的计数和中性粒细胞的比值往往都会升高，此时并不是免疫力增强了，而是机体免疫系统被细菌激活，提升了免疫应答状态，以应对和清除入侵的病原体。发生感染时，免疫系统活化导致的白细胞计数升高，一般都是暂时性的，当感染治愈后，白细胞的计数和比例也会随之恢复正常。如果外周血中白细胞计数长期异常升高，应该警惕发生白血病等恶性疾病的风险。

肥胖人群体内的脂肪组织往往存在着持续性炎症状态，导致机体发生脂肪和糖的能量与物质代谢障碍，造成胰岛分泌胰岛素的功能失调，从而引发血糖升高等代谢紊乱的状态。另外，免疫力低下，特别是免疫调节力显著下降时，肝脏容易发生炎症性病变，导致载脂蛋白合成的减少，形成甘油三酯的沉积，在体检中也可以表现为脂肪肝的现象。

3. 免疫力越"强"越好吗

经常有人讨论:"免疫力越强越好吗?"有人说,"免疫力不是越强越好的!如果免疫力太强了,会导致人们发生过敏或自身免疫性疾病"。

难道人体的免疫力有一个正常范围吗?这个正常范围区间又在哪里呢?

免疫力的"强"还在于有效而精准的联络与协调能力,用力过"猛"的本质在于调节能力的"弱"

相信即使给出"免疫力不是越强越好"答案的人,也不一定能说得出正常免疫力的范围。或许这个问题的答案是,"正常免疫力范围没有上限,当然是越强越好!"过敏或自身免疫性疾病发生并不是免疫力太强,而是免疫应答调节功能发生紊乱或失控,使免疫应答状态过于活跃或强烈,引起免疫病理性组织细胞损伤或功能紊乱,本质是免疫调节力不足,而不是免疫力过强的表现。就好像一个国家军队强大的战斗力,不仅包括强大的破坏和杀伤能力，还包括有效而精准的联络和协调能力，才能恰到好处地精准消灭敌人，同时尽量避免或减少自己国家的损失。同样，人体的免疫力必须能够保证对入侵病原体的有效清除，但也要尽量减少对组织细胞的损伤和对内环境稳定的影响，从而最大限度地保证机体正常生理活动的进行。

自身免疫疾病是人体免疫识别力"犯"的错

人体的生理过程中，存在着免疫系统为了维持正常的新陈代谢而清除自身物质的作用，这就是自身免疫的现象。自身免疫在人体内是一种普遍而经常发生的过程，例如脾脏中的巨噬细胞具有识别和清除自身衰老或损伤的红细胞的作用，通过这种清除作用，才能保证血液循环中红细胞是健康、功能正常和富有活力的，使机体的氧气及营养运输和能量代谢维持正常和稳定。由此

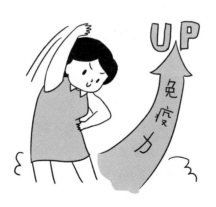

可见，自身免疫是机体成分进行正常新陈代谢时，必不可少的作用机制，是人体生命活动的重要组成部分。所以，我们并不用提起自身免疫就感到是生病了。

应该注意的是，生理状态下人体的自身免疫针对的是自身衰老、损伤或者变性的细胞，而且还有非常精密的识别机制和调节机制进行调控。在人体细胞刚刚产生的时候，都会表达一个被称为 CD47 的分子，这个分子可以与巨噬细胞表面的吞噬抑制性受体结合，给巨噬细胞一个"别吃我"的信号，使巨噬细胞不能吞噬这个新生的细胞。但是，随着细胞的生长和执行功能，其表面表达的 CD47 分子会逐渐减少，等衰老到一定程度时，就会失去对巨噬细胞的活化抑制的作用，从而被巨噬细胞吞噬清除了。当然，这只是个简单的例子，机体内对衰老和发生异常的自身细胞的识别和清除机制，要远远比这复杂得多。

由于各种原因，机体免疫系统有时会发生识别的错误，对正常的组织细胞也产生了免疫杀伤作用，导致了组织细胞损伤或生理功能的紊乱，甚至引起机体的疾病状态，这时就可能会发生自身免疫性疾病了。正常情况下，红细胞随着血液到达脾脏后，脾脏会对停留在其中的红细胞进行甄别，清除衰老和受损的红细胞，但不会伤害正常的红细胞，后者会不断地随着血流离开脾脏，进入血液循环中。但是，在肝硬化导致门静脉和脾静脉高压时，脾脏发生瘀血，红细胞在脾脏的停留时间变长，脾脏巨噬细胞在清除完衰老和受损的红细胞以后，正常的红细胞并未及时离开，它们也会成为脾脏吞噬清除作用的"受害者"而被吞噬溶解，就会出现脾功能亢进导致的自身免疫性溶血。因此，在以前肝硬化并发脾功能亢进时，脾脏本身也会经常成为手术切除的"牺牲品"。现在，随着肝硬化防治手段的优化，以及人们对脾脏切除术后全身爆发性感染的深入了解，脾脏全身免疫调节功能已经受到了广泛的关注，脾脏再也不是一个可有可无的器官，这类脾脏切除术也很少再实施了。

自身免疫性疾病的发生并不是免疫力太强，而是免疫系统的识别作用出现错误所导致的。但在治疗自身免疫性疾病时，往往会使用糖皮质激素等免疫抑制剂，主要是为了降低免疫系统的应答状态，减少因为错误识别导致的免疫病理损伤。就好像我们驾驶汽车突然迷失了方向，这时候就要放慢速度，找到正确的方向，以免在错误的道路上越走越远。应该注意的是，自身免疫性疾病发生的时候应用免疫抑制剂可以降低机体整体的免疫力，容易导致机体发生感染性疾病，应该注意采取相应的感染防治措施。

过敏性疾病的发生可能是免疫应答类型的"错配"

过敏反应也是常被误认为"免疫力过强"的现象之一。本质上来说，过敏反应属于一种免疫病理过程，免疫学上称为超敏反应。生活中，过敏反应虽然非常常见，但往往并不会引发过敏性疾病。例如，当人体被蚊虫叮咬后，叮咬部位局部会红肿并发生瘙痒。这是由于蚊子的唾液中存在着某种抗原性物质，引起人体产生一种被称为 IgE 的抗体，在组织肥大细胞上有大量的结合。肥大细胞可不是"善茬"，它们就像一颗颗炸弹，里面含有大量充满组胺等生物活性物质的颗粒，一旦受刺激，肥大细胞会瞬间释放出组胺，引起剧烈的生物学效应。当蚊子的唾液抗原通过叮咬伤口进入机体，会与肥大细胞表面结合的 IgE 结合，刺激肥大细胞脱颗粒释放组胺，组胺可以引起组织局部的毛细血管扩张和通透性增强，导致局部组织水肿，还具有刺激神经末梢的作用，引起瘙痒的感觉。此时，如果抓挠叮咬的部位，则会进一步刺激肥大细胞释放组胺，加剧肿胀和瘙痒的感觉，甚至可能导致皮肤组织屏障的损伤，容易继发感染。所以，应对蚊虫叮咬的秘诀就是不要挠。机体对寄生虫类抗原，常常会发生类似的过敏性反应，以迅速清除人体的寄生虫感染。

有些情况下，某些人的免疫系统对日常生活中遇到的一些普通抗原，比如花粉和鱼虾海鲜，甚至大米白面等谷物中的蛋白质，会将其误认为是像蚊子唾液蛋白抗原一样的寄生虫成分，引发 IgE 和组胺介导的过敏反应，导致机体发生过敏性休克、哮喘、过敏性鼻炎、荨麻疹及特应性皮炎等多种过敏性疾病，影响人们的生活质量，严重的还可能导致生理功能严重紊乱，甚至危及患者的生命。不过，通常情况下，哮喘和过敏性休克等速发型过敏反应发生迅速，但消退快，只要应对恰当，往往在数天至数周内就会痊愈，很少留下严重的后遗症。

由此可见，过敏性疾病实际上是人体把普通抗原当作了其他的抗原，发生错误类型的免疫应答，其本质上也不是免疫力过强，而可能是免疫的应答类型发生错配造成的。

细胞因子风暴和严重炎症状态是免疫调节力不足的极端表现

感染"非典"、流感等病毒引发疾病的过程中，有些人体内的免疫应答状态出现异常的增高，产生了很多具有促进炎症发生和进展的细胞因子，在一定条件下，这些细胞因子可以互相促进分泌、相互协同作用，使炎症状态不断进展，最终形成细胞因子风暴和严重的炎症状态，导致心肝肾等重要脏器出现多器官功能衰竭以及弥散性血管内凝血（DIC），使感染进入重症状态，甚至导致患者死亡。

通常情况下，机体在免疫应答过程中，还会同时产生具有调节性的细胞因子和调节性 T 细胞，对免疫应答状态进行调节，使机体的免疫系统不会过度活化，或者在机体清除病原体后，使免疫系统的应答恢复到正常平静状态。在机体因为衰老或其他原因导致免疫调节力下降，此时机体发生感染时，则可能会更容易发生细胞因子风暴和重症感染状态。因此，老年人和有基础病变的患者更容易在"非典"和感染新冠肺炎等病毒感染性疾病时，出现免疫系统过度活化状态，引起机体发生严重炎症甚至导致患者死亡。

由此可见，自身免疫性疾病、过敏性疾病和细胞因子风暴等免疫异常状态所引起的免疫病理性疾病，本质上都是免疫识别和调节能力的下降，而不是免疫力过强。所谓"免疫力过强"不过是免疫应答状态调节失控导致的异常激活状态。因此，平时不断提高免疫识别与调节力和提高免疫应答力一样重要，提升免疫力必须要重视全方位的提升，这才是维护免疫力全面健康的关键。

Chapter Four

人人拥有
健康的免疫力

1. 如何重启人体健康的免疫力

健康的免疫力是人类享受幸福生活的基础和身体健康的前提，那么，如何才能让大家都拥有健康的免疫力呢？

生活中，常会遇到各种免疫应答异常或异常反应，强度异常升高，引起机体出现免疫病理损伤的免疫应答高反应状态所导致的疾病，例如过敏性疾病、自身免疫性疾病和严重的炎症反应性疾病。那么，如何正确应对呢？答案就是科学、适当和精准地改善机体的免疫调节能力，帮助机体的免疫系统恢复平衡，使免疫应答状态"归零"，重启免疫系统的健康状态。

远离过敏源，是预防过敏性疾病的最好方法

过敏性鼻炎、哮喘，过敏性休克、荨麻疹和食物过敏等疾病都是常见的过敏性疾病，属于 I 型超敏反应，也叫速发型超敏反应，是由 IgE 介导的肥大细胞—嗜碱性粒细胞脱颗粒，释放组胺等生物活性物质，导致以生理功能紊乱为主要特点的免疫病理过程。其发病特点是发生快、消退快，表现为以生理功能紊乱为

主，组织细胞损伤较轻微，一般不会留下严重的后遗症，但个体差异大，有遗传倾向（个别人或家族有高发倾向，称为过敏体质），在遇到相应的过敏源时，可以反复发作。

过敏性疾病发生的本质，是机体免疫系统识别和应答的反应类型调节功能发生错误或失调，当机体遇到过敏源时，误以为其是来自寄生虫等的抗原，启动 IgE 介导的速发型超敏反应的应答过程。有些患者肥大细胞—嗜碱性粒细胞对外界环境刺激比正常人的更敏感，对酒精等化学物质，甚至寒冷等刺激，也会产生脱颗粒释放组胺等生物活性介质，造成荨麻疹等类似过敏性疾病的症状，即过敏样反应，如寒冷性荨麻疹（俗称风疙瘩）以及皮肤划痕症等。有些人体内组胺酶数量或功能发生减少或降低，导致组胺等生物活性介质不能及时灭活，也会容易发生过敏或过敏样反应性疾病。经常发生过敏样反应的人，往往多是过敏体质。

由此可见，过敏性疾病发生的关键环节是过敏源识别错误、肥大细胞—嗜碱性粒细胞脱颗粒失调、效应器官功能紊乱或者生

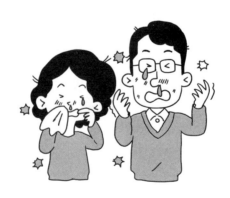

物活性物质灭活机制的障碍。

那么，应对过敏性疾病就要有针对性地解决这些关键性问题。首先解决过敏源问题，作为过敏性疾病发生根源，查找和明确过敏源，避免接触过敏源，是避免过敏性疾病发病最好的办法，无须用药和处理，自然也不会发生用药后的不良反应。对过敏，再好的治疗都不如预防，让过敏反应不再发生。在"新冠"疫情中，由于普遍性地戴口罩，花粉过敏症的发病率也出现了显著的下降。

但对难以逃避和不可避免接触的过敏源，如屋内尘土中尘螨等抗原，或对破伤风抗血清过敏的人需要注射破伤风抗血清预防和治疗破伤风发病时，这又该如何是好呢？这时，常会用到的方法就是脱敏。脱敏的原理有两种，一种是少量反复、短间隔、多次给机体注射过敏原，使结合 IgE 的肥大细胞不断消耗，通过多次小规模"暴雷"方式，减少体内致敏的肥大细胞，使其无法形成大规模的活化而引发过敏性疾病；另一种是通过口服或舌下含服过敏源等方法，诱导机体对过敏源产生免疫耐受或 IgG 等非 IgE 型免疫应答，使机体不再产生过敏源特异性的 IgE 抗体或在过敏源与致敏的肥大细胞接触前，通过 IgG 的作用将过敏源中和掉，使其无法引发肥大细胞脱颗粒而造成过敏性疾病。

过敏性疾病突如其来，怎样才能从容应对呢

在过敏性疾病发作时，症状的出现往往十分突然，有时候

进展很快，这时，就要及时采取对症处理措施。主要方法有稳定肥大细胞使其无法释放生物活性介质、拮抗组胺等生物活性介质的作用以及改善过敏效应器官的功能。色甘酸钠具有稳定肥大细胞细胞膜的作用，可以减少肥大细胞脱颗粒释放组胺，从而降低组胺的含量而发挥抗过敏作用；氯苯那敏（扑尔敏）和阿司咪唑（息斯敏）等药物具有与组胺分子竞争性结合组胺受体的能力，也可以发挥抗过敏作用。值得注意的是，组胺也是一种神经递质，在一些神经细胞也具有组胺受体，当使用抗组胺药时，可能会影响神经系统功能，出现视力模糊、嗜睡及判断能力下降等症状，所以使用抗组胺药抗过敏时，不能从事驾驶汽车等精细工作，以免发生意外。当人体发生严重过敏时，可能会出现血压急剧下降导致过敏性休克或支气管平滑肌痉挛收缩引起哮喘持续状态，严重干扰人的正常生理活动，甚至危及生命，此时可使用肾上腺素等药物。一方面，收缩动脉血管壁平滑肌，升高血压，防止休克；另一方面，舒张支气管平滑肌，缓解哮喘持续状态。很多影视作品中，哮喘患者常会拿出一个喷雾器含在嘴里吸，其中主要的成分就有肾上腺素类的药物，可以迅速改善哮喘的呼吸困难症状。

虽然，过敏性疾病往往发病迅速"来去匆匆"，但平时生活中，也可以采取一些长期措施，改善体内免疫环境，减少发作次数或降低其发病严重程度。哮喘患者使用的喷雾中不仅含有肾上腺素，还有肾上腺糖皮质激素，后者可抑制气道局部炎症反应，减少哮喘发作和降低发病程度。脾脏产生的塔夫素（又名促吞噬素）不仅具有促进白细胞吞噬作用，还可以使组胺再分布，减少其在肺等呼吸系统器官中的含量，从而发挥抗过敏的作用。利用牛等动物的脾脏制备的脾氨肽口服液等生物药物，富含塔夫素及其他脾脏来源的生物活性多肽，可以调节组胺在人体的再分布过程，发挥预防和治疗过敏性鼻炎等疾病的功效。

2. 面对病毒和细菌等病原体的挑衅，如何提高机体的免疫力

同样的病毒感染，为何有人发病？有人却是无症状

　　人类历史上，曾经发生过很多次严重的传染病流行，不仅改变了很多国家的历史发展，而且还可能导致一些种族的人口大量减少甚至灭绝。

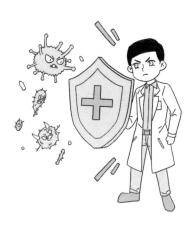

在欧洲一些国家的王室，例如英国的安妮女王一生中育有17个子女，但大多数因为发生传染病而夭折，最终没有一个孩子长大成人继承王位，她也成了斯图亚特王朝的末代君主，她死后斯图亚特王朝也就灭亡了。在哥伦布到达美洲之前，美洲只有印第安人生活，但随着欧洲移民带来的天花、麻疹等传染病在美洲的流行，印第安人大量因病死亡。目前美洲的印第安人已经成为一个少数民族，仅占美国人口总数的不到1%。

传染病一直是人类的强大敌人，随时威胁着人类的健康和社会文明的发展。

有病原体感染一定会发生传染病吗

我们知道传染病发生是因为病原微生物感染人体，造成病原体在体内繁殖，病原体本身或产生的毒素，会引起人体组织细胞损伤或生理功能紊乱，而引发疾病。病原体的感染可以通过呼吸道、消化道或皮肤接触及性行为等方式，从一个人转移到另一个人，所以其具有传染性。

然而，历史上，人类对此一直被蒙在鼓里，大部分时间里并不知道微生物的存在，也不知道它们是传染病发生的原因。19世纪下半叶，德国著名的微生物学家罗伯特·科赫（Robert Koch）在发现炭疽杆菌的基础上，提出传染病的感染规律，即①必须能从受到该种疾病感染的动物体内找到微生物，且在健康动物体内不存在。②必须从患病动物体内分离出微生物，并能在体外进行纯培养。③将培育出的微生物接种给健康动物，会使健康动物出现患病特征。④必须能从感染动物体内再次提取该种微生物。这个规律也被称为科赫法则，很多传染病和流行病学专家都非常熟悉。

但当时德国有一位非常出名的生理学家佩顿·科菲（Peyton Coffey），却对科赫的发现表示怀疑。他认为传染病的发病就像当时发现的坏血病、脚气病等疾病一样，是由于营养不良造成的。为此，佩顿·科菲曾经当着200多个学生和来宾，喝下了含有大量活霍乱杆菌的液体培养基，为了不让细菌被胃酸杀死，他还同时喝下了一罐苏打水。按照科赫法则的第3条，佩顿·科菲喝下霍乱杆菌后，应该会患上霍乱，但他之后并未出现霍乱的症状。

那么，什么原因导致了科赫法则在佩顿·科菲身上失灵了呢？

答案就是人体的免疫力。人体发生传染病的症状取决于侵入人体的病原体数量和致病力的总和，与人体免疫力的总和相互作用，相互斗法。如果病原体一方占上风，就会发病，称为显性感染，如果人体免疫力占上风，就不发病，成为隐性感染。由此可见，当面对相同数量相同致病力的病原体时，机体的免疫力强弱是决定传染病是否发病的关键因素。

疫苗接种是预防传染病最经济、最有效的方法

决定机体免疫力强弱的因素非常多，个体差异也很大。为了

把这个问题说清楚，先要从一个全新的角度，对人体免疫力的结构进行解析。

根据免疫力产生的来源不同，可以把人体的免疫力分为基础免疫力和可变免疫力，这两个部分加在一起就是一个人的总免疫力。其中，基础免疫力是人体内在固有的状态所决定的免疫力，是与外界因素或者机体内环境的影响因素无关的免疫力。基础免疫力强弱只受到人体的年龄、性别和遗传背景的影响，是由这些固有的生理状态决定的。

免疫力是由免疫相关基因决定的，具有遗传倾向。当发生免疫相关基因突变时，会导致免疫系统的成分数量或者功能异常，引发原发性免疫缺陷病，例如抗体产生障碍的布鲁氏菌病、重症联合免疫缺陷病，还有补体调节缺陷造成的遗传性血管神经性水肿和吞噬细胞功能异常导致的慢性肉芽肿病等。

不过，人体的免疫力也不是一成不变的，也会经历随着人体的发育而逐渐发育、成熟再到衰老的过程。胎儿和新生儿的免疫系统尚未发育成熟，免疫力较低，此时还要母体通过胎盘和母乳提供的抗体保护自己不被病原体感染。随着年龄的增长，人体的免疫系统逐渐具备强大的免疫力以应对各种病原体的挑战，成年后还会随着胸腺等免疫器官功能的衰老而逐渐衰退和下降，抗感染、清除自身衰老损伤细胞以及监视突变细胞的能力也会下降，发生各种免疫紊乱或低下所致的疾病。男女因为内在基因表达和内分泌特点不同，其免疫力也有所差异。

所以，人体的基础免疫力，主要是由遗传、年龄和性别决定的，这是机体一切免疫力的基础，一般很难发生重大的改变。

除了基础免疫力以外，可变免疫力也是人体免疫力的重要组成部分。根据作用是否具有抗原特异性，可变免疫力还可以分为非特异性可变免疫力和特异性可变免疫力两个部分。

其中，非特异性的可变免疫力没有抗原特异性，不是针对某一种病原体而是针对所有的病原体都能发挥防御和清除作用的免疫力。对自身衰老损伤细胞进行清除、保持内环境稳定的免疫自稳力和对突变肿瘤细胞的免疫监视力，也都属于非特异性的可变免疫力。非特异性的可变免疫力是维持机体日常免疫防御、自稳和监视能力的主要机制，主要是由人体的营养状态（饮食）、环境的理化因素、用药、怀孕、激素水平、感染状态以及糖尿病等慢性基础病等内外界环境因素所决定和影响的。当人体营养不良、遇到有害理化因素刺激或者被病原体感染时，非特异性的可变免疫力都可能会受到影响。

非特异性的可变免疫力是特异性可变免疫力的基础。当再次遇到相同病原体感染的时候，人体还会产生特异性的可变免疫力。特异性的可变免疫力主要是由人体的记忆性免疫细胞所介导的。通过自然感染或接种疫苗都可以使机体产生记忆性免疫细胞，从而产生特异性的可变免疫力。

在面对病原体感染时，人体免疫力是基础免疫力、非特异性可变免疫力和特异性可变免疫力的总和。疫苗接种可以通过激发机体产生特异性可变免疫力的方式，大幅提升总体的免疫力，是人类预防传染病最经济、最有效的方法。但特异性可变免疫力只是免疫力的一部分，有时因为年老体弱及慢性基础病变导致的基础免疫力和非特异性可变免疫力过低，仅靠特异性可变免疫力不能完全阻挡病原体的感染而出现传染病的症状，这时候就可能发生疫苗接种失效。因此，目前为止还没有任何一种疫苗，能保证百分之百有效，接种疫苗后仍然应该注意采取综合措施，全面预防传染病。

3. 吃出健康的免疫力

民以食为天，当说到提高免疫力时，很多人也是先想到如何通过食物提高机体免疫力。能够提高免疫力的食物有哪些？这却是一个非常难以回答的复杂问题。

免疫系统的物质和能量基础来自蛋白质、糖和脂肪

免疫系统是人体的组成部分，具有抵御病原体感染和维持机体内环境稳定的生理功能，是由免疫器官（和组织）、免疫细胞和免疫分子等组成的。为了发挥正常的免疫功能，就需要维持免疫器官和组织的正常结构与功能，产生足够数量和功能正常的免疫细胞与免疫分子，以补充在免疫应答与调节过程中不断消耗的免疫细胞与免疫分子。这个过程需要各种能量和生命营养物质。

蛋白质是组成人体细胞的重要生命物质基础，免疫细胞也不例外，抗体、细胞因子、溶菌酶、急性期反应蛋白和补体等绝大多数免疫分子本质上就是蛋白质分子。所以，补充富含蛋白质或氨基酸类的食物，对于维持和提高机体免疫力是最为基础的

需求。

免疫系统发挥功能时，需要热量，需要消耗糖分。因此，摄取充足的糖类物质，也是维持机体免疫力的重要措施，特别是在有些发生饥荒的地区，往往会出现蛋白质和糖类的不足，这些地区的人们常会因为营养不良而导致免疫力低下，容易发生各种病原体的感染和传染病。

脂肪类物质也是高热量食品，可以增加机体热量供应，同时脂肪组织还是皮肤等免疫屏障的重要组成部分，是维持皮肤等器官组织弹性，维持免疫屏障功能的重要结构。很多调节免疫力的激素都属于甾体类的激素，摄入一些含有胆固醇类的食物，也有助于维持机体正常的免疫调节力。特别是地中海式饮食中常用的橄榄油和油莎豆油等富含亚油酸、亚麻酸、DHA、EPA 和花生四烯酸等不饱和脂肪酸的"健康油"，不仅是组成免疫细胞膜必不可少的必需脂肪酸，而且还能促进机体的免疫应答过程，提升机体的免疫应答力和调节力，是烹调菜肴的佳品。所以，免疫力也需要加"油"哦！

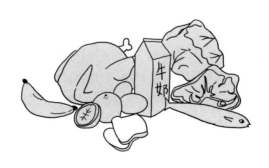

因此，蛋白质、糖和脂肪这三大营养物质是维持机体免疫系统正常运转所需能量，保证免疫细胞和免疫分子正常新陈代谢的重要物质和能量来源，富含这三大营养素的食物，是人体维持和增强免疫力所必需的。不过，在摄入食物时，在保证充分摄入的前提下，也应该注意三者的比例均衡以及总量的适当。如果比例不合适或者总量太大，都可能会导致热量或营养过剩，导致大量的营养素转化成脂肪堆积在体内，造成肥胖和血糖升高，引发免疫代谢性疾病，反而会削弱机体的免疫力。

由此可见，我们日常生活中经常食用的各种谷物主粮、肉类等，都是人类免疫力的重要能量与物质来源，是我们维护和增强免疫力必不可少的，但也要注意均衡，不要过量！

微量元素和维生素等是形成人体免疫力的重要条件

免疫力的正常发挥还需要通过食物来获得其他的一些物质，比如微量元素和维生素等。

免疫系统正常发挥功能，需要免疫细胞正常进行各种生理活动和免疫应答作用。很多免疫细胞的生长、活化和效应都需要金属离子（例如钙、镁、铁、锌、铜、锰等）的参与，它们往往以辅酶的形式，参与各种免疫过程，是维持机体免疫系统发挥正常免疫力的微量元素。而碘等非金属微量元素则可以通过参与合成甲状腺素，调节人体整体的代谢水平，来维持免疫力的正常发挥。当甲状腺素合成不足时，机体会出现体温降低和黏液性水肿，免疫应答力会随之下降，而甲状腺素过多时，则会造成免疫调节力下降，导致免疫系统功能不稳。

瘦肉、动物肝脏、豆腐及菠菜和芹菜等绿色蔬菜富含钙、镁、铁等金属元素，而海带等海产品富含碘等非金属微量元素，它们都是很好的促进免疫力的食物。

维生素对于维持机体的正常免疫功能和免疫力至关重要。维生素 B 家族的很多成员都是细胞能量代谢不可缺少的辅酶成分。不仅参与维持免疫细胞正常的增殖和生长等生理过程，还是免疫细胞通过氧化—呼吸链，产生氧自由基等杀菌产物所必需的物质。维生素 A 和 D 也具有重要的维持免疫力的功能，缺乏维生素 A 时会出现皮肤粗糙干燥等免疫屏障能力损伤的症状；维生素 D 缺乏时则会出现人体免疫力下降，容易发生病毒的感染。瘦肉及动物肝脏富含维生素 A、D 和 B 族维生素，很多绿色蔬菜和谷物外壳中则富含 B 族维生素，胡萝卜等蔬菜含有的胡萝卜素在体内可以转化为维生素 A。大豆等食物含有丰富的大豆黄酮成分，这些成分和维生素 E 一样，不仅具有抗自由基的作用，而且还能模拟雌性激素的作用，发挥抗衰老的作用。这些都是对维持和促进免疫力非常重要的食物。

此外，酸奶和奶酪等富含益生菌的食物可以补充和调节肠道的正常菌群结构，有利于保持免疫生物屏障的微生态平衡，而动物内脏及其制品含有塔夫素（也称促吞噬素）和防御素等免疫活性多肽，可以调节肠道黏膜局部免疫、肠道菌群平衡以及组胺等生物活性物质的释放和分布，从而发挥提高免疫屏障力和调节力的作用，减少感染性疾病和过敏性疾病的发生，是非常有利于身体免疫健康的食品。

有助于减少人体免疫力"误伤"的食物

当机体行使免疫应答功能，在杀伤和清除病原体等异物时，难免会造成正常组织细胞的损伤、生理功能紊乱，影响人体正常的生命活动，以及组织的修复和再生过程。

免疫细胞在应答过程中产生的自由基和活性氧，是免疫系统杀菌和清除异物的重要效应物质，但也具有杀伤正常组织细胞和促进机体细胞衰老的不良副作用。杀灭细菌等病原体后，及时清除组织中遗漏的自由基等免疫效应产物，不仅可以减少组织细胞的损伤和老化，而且还可以抑制免疫系统的过多活化，减少免疫系统活性成分的消耗，节约免疫系统的资源，间接发挥提高免疫力的作用。

市场上有很多抗自由基食物，例如苹果、猕猴桃、橘子、番茄等水果和蔬菜，它们富含维生素 C、番茄红素和原花青素等还原性物质，可以灭活自由基，保护机体组织细胞和减少免疫成分的消耗，具有抗衰老和提高免疫力的作用。

应该注意的是，抗自由基食物只是减少免疫反应产生的多余自由基造成的免疫病理损伤和节约免疫系统资源，并不能增加免疫系统成分的合成，所以也不要过度神话其作用，更不能完全依赖这些食物来抗衰老。而且，这类食物常含有很多糖分，血糖调节异常的人群在食用这类食物时，应该注意血糖的变化。

免疫力健康，需要拒绝对免疫系统有害的食物

一般来说，正常的日常饮食可以满足机体免疫系统运转和维持正常免疫力的需求，与通过饮食提升免疫力相比，更为重要的是避免和拒绝食用危害人体免疫力的食物。

地沟油和发霉食品中，含有大量芳香族化合物和黄曲霉毒素B等对免疫系统具有毒性作用的有毒化合物和生物毒素，这些有毒物质可以导致免疫细胞的损伤以及增殖分化异常，削弱人体的免疫力，甚至导致免疫细胞发生恶变，导致恶性肿瘤的发生。在生活中，我们一定要拒绝地沟油烹制的食品和发霉的花生及玉米等有毒食物。

不仅如此，我们还要注意避免食用含有过量抗生素、过量激素和含有非法添加剂的食物。在一些肉类及奶类的生产过程中，会使用一些抗生素或激素，进行动物疾病的预防和治疗或促进产量的增加。一般情况下，人们在收获产品前的一段时间会停止使用抗生素和激素，以保证产品的质量。但如果人体长期摄入过多抗生素，也可以导致肠道菌群的微生态失衡，造成肠道免疫力的下降。

过多激素摄入，则可以影响机体的内分泌系统对免疫功能的调节，导致免疫力的下降。食物中的激素主要有以下几个来源：

（1）食物中天然含有的如动物的甲状腺中含有的甲状腺素，

如果摄入过量还有可能导致人中毒甚至死亡，一般情况下，在宰杀动物时，要把颈部带有甲状腺和淋巴结的"血脖肉"剔除，不能食用。

（2）为增加肉类或奶类的产量，给动物使用或者在饲料中添加的激素，在食品上市前必须要进行检测合格才能食用。

（3）在塑料容器或食品外包装中存在的塑化剂，能模拟雌性激素的作用，大量摄入也会影响机体的内环境稳定并发生免疫力的下降或免疫功能的紊乱，是近年来儿童发育异常和女性乳腺癌及子宫内膜癌等恶性肿瘤发病率大幅增加的重要原因。

古人云：药补不如食补。正常、充分和全面均衡的饮食是健康免疫力的基础，通过摄取各种食物补充免疫力所需的营养和热量是提高免疫力最好的方式，而靠吃药来补充部分营养素是很难类比食物作用的。当然，有了营养健康的食材，还要通过适当的烹制方法，使食物中的营养物质能被人体最大限度地吸收和利用，也是通过食物促进人体免疫力健康的非常重要的一环。

图书在版编目（CIP）数据

我们的免疫力／王月丹，荆伟龙，史冬青编著.
--北京：中国工人出版社，2021.7
ISBN 978-7-5008-7684-7

Ⅰ.①我… Ⅱ.①王… ②荆… ③史… Ⅲ.①免疫学－普及读物
Ⅳ.①R392-49

中国版本图书馆CIP数据核字（2021）第130526号

我们的免疫力

出　版　人　　王娇萍
责 任 编 辑　　习艳群　唐寅兴
责 任 印 制　　栾征宇
出 版 发 行　　中国工人出版社
地　　　　址　　北京市东城区鼓楼外大街45号　邮编：100120
网　　　　址　　http://www.wp-china.com
电　　　　话　　（010）62005043（总编室）
　　　　　　　　（010）62005039（印制管理中心）
　　　　　　　　（010）82027810（职工教育分社）
发 行 热 线　　（010）62005996　82029051
经　　　　销　　各地书店
印　　　　刷　　三河市万龙印装有限公司
开　　　　本　　787毫米×1092毫米　1/32
印　　　　张　　3
字　　　　数　　60千字
版　　　　次　　2021年8月第1版　2021年8月第1次印刷
定　　　　价　　32.00元